CONSEILS MÉDICAUX

AUX

PERSONNES

QUI VIENNENT FAIRE USAGE

DES EAUX THERMO-MINÉRALES

DE VICHY

Par le Dr BARADOU

Médecin-Major de première classe à l'Hôpital thermal militaire de Vichy,
Chevalier de l'Ordre impérial de la Légion-d'Honneur,
Chevalier de l'Ordre royal de SS. Maurice et Lazare d'Italie,
Décoré des médailles commémoratives des campagnes de Crimée et d'Italie,
Membre de la Société de Médecine de Strasbourg, etc., etc.

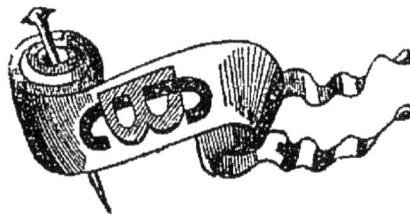

VICHY
BOUGAREL FILS, ÉDITEUR

PARIS

Adrien DELAHAYE, Libraire, Place de l'École de Médecine.

1864

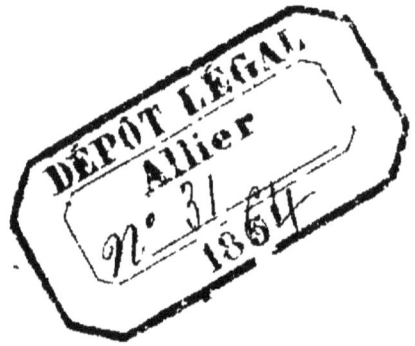

CONSEILS MÉDICAUX

MOULINS

IMPRIMERIE ET LITHOGRAPHIE DE FUDEZ FRERES

Aux Jardins-Bas.

CONSEILS MÉDICAUX

AUX

PERSONNES

QUI VIENNENT FAIRE USAGE

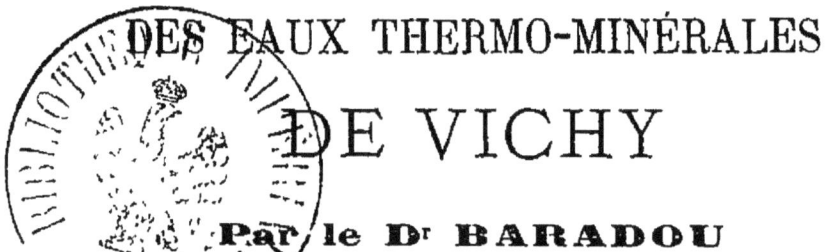

DES EAUX THERMO-MINÉRALES

DE VICHY

Par le Dr BARADOU

Médecin-Major de première classe à l'Hôpital thermal militaire de Vichy,
Chevalier de l'Ordre impérial de la Légion-d'Honneur,
Chevalier de l'Ordre royal de SS. Maurice et Lazare d'Italie,
Décoré des médailles commémoratives des campagnes de Crimée et d'Italie,
Membre de la Société de Médecine de Strasbourg, etc , etc.

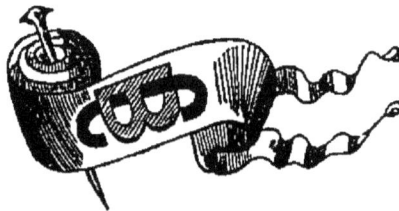

VICHY

BOUGAREL FILS, ÉDITEUR

PARIS

Adrien DELAHAYE, Libraire, Place de l'École de Médecine.

1864

Ceci n'est pas un livre, c'est un modeste opuscule : il n'a d'autre prétention et d'autre but que d'indiquer d'une manière concise, et aussi précise que possible, la conduite que doivent tenir, au point de vue médical, à Vichy, les personnes qui viennent faire usage des eaux thermo-minérales de cette localité, qui se sont acquis une si grande réputation.

Loin de moi la pensée que ces indications

1

très sommaires puissent suffire à chacun et l'empêcher de s'adresser à l'un des nombreux et distingués confrères qui exercent à Vichy ; au contraire, je ne saurais trop recommander aux malades de s'adresser à un praticien de leur choix avant tout traitement ; seul il peut les diriger avec connaissance de cause et empêcher, par ses conseils éclairés, des accidents et des mécomptes : citer à cet égard M. l'inspecteur Alquié, M. Durand (de Lunel), médecin en chef de l'hôpital thermal militaire, M. Barthez, ancien médecin en chef du même hôpital ; M. Durand-Fardel, etc., c'est rendre justice au talent éprouvé autant qu'à l'honorabilité professionnelle.

Ce petit travail n'a d'autre mobile que d'être utile. Indépendant par caractère autant que par position, et étranger aux intérêts divers qui s'agitent à Vichy, sans idée préconçue ni pour ni contre l'usage de ses Eaux minérales, je m'adresse aux personnes intelligentes de toutes classes : elles trouveront, sous un petit volume, des indications que compléteront ou modifieront, selon les cas, les médecins auxquels ils donneront leur confiance ; ce sera pour elles un *vade mecum* qui tiendra toujours présent à leur mémoire des conseils précieux qui pourraient sans cela leur échapper souvent.

Cette étude, résultat de la pratique de mes devanciers et de la mienne, à défaut d'autre mérite, a celui d'être consciencieuse et dictée par une entière bonne foi.

Vichy, le 17 mai 1864.

VICHY

I

Que pourrais-je dire de Vichy, qui n'ait déjà
été dit (dans ces derniers temps), c'est une déli-
cieuse station thermale, située dans une char-
mante vallée, sur la rive droite de l'Allier, à
349 kilomètres de Paris, à 216 de Lyon ; elle
possède une gare de chemin de fer et une station

télégraphique qui communiquent avec Lyon-Paris par le Bourbonnais, et Clermont. Vichy s'embellit tous les ans. Grâce à la munificence impériale et à l'habile direction imprimée aux travaux, cette localité, jadis peu importante, ne tardera pas à devenir la plus jolie ville de la contrée.

Vichy possède de nombreux hôtels parfaitement tenus et bien emménagés ; il y a aussi un grand nombre de maisons, où les familles trouvent des appartements meublés, confortables, à des prix modérés, et où elles ont l'avantage de pouvoir faire, ou faire faire, leur cuisine, et de suivre ainsi un régime approprié à leur état, ce qui est difficile dans les hôtels.

Une lacune regrettable se faisait sentir à Vichy : il n'y avait pas de restaurant à la carte ; cette lacune, l'administration du Casino va la combler ; l'année prochaine, elle sera en mesure d'offrir aux étrangers qui affluent à Vichy, un restaurant de cette catégorie, qui fera parti de l'établissement neuf, et où chacun pourra, à des prix raisonnables, choisir les mets qui lui conviendront. Je reproche aux tables d'hôtes de Vichy, d'être trop copieusement servies, et à la nourriture d'être trop substantielle et trop uniforme. Je comprends parfaitement que, n'ayant pas que des malades à servir dans les hôtels, il ne puisse pas en être autrement ; le restaurant à la carte du Casino suppléera jusqu'à un certain point à cet inconvénient.

On pourrait craindre qu'en faisant à Vichy une large part au luxe, les personnes pauvres ou peu aisées ne puissent pas jouir de l'action bienfaisante des eaux ; mais, grâce aux précautions prises par l'administration supérieure, des bains à prix réduits permettent aux pauvres comme aux riches, qui sont égaux devant la maladie, et qui ont aussi un droit égal à la sollicitude du gouvernement , d'y trouver soulagement à leurs maux. Toutefois , il est regrettable qu'il n'existe pas à Vichy, à l'instar de ce qui a lieu dans d'autres stations thermales, une grande piscine. Cette lacune, qui sera remplie peut-être un jour (**M.** Durand-Fardel insiste beaucoup là-dessus , *Lettre médicale sur Vichy*), a cependant moins d'inconvénients qu'on ne pourrait le croire, quand on songe que les eaux de Vichy sont surtout salutaires, prises en boisson, et que les bains ne sont en général qu'accessoires.

Tout le monde sait que les eaux prises par verre aux sources de Vichy sont gratuites pour tous.

Je vais dire un mot des sources minérales de Vichy. Elles sont toutes bicarbonnatées-sodiques ; elles sont fort nombreuses : on n'en compte pas moins de douze ; elles forment, par leur groupemént (la source d'Hauterive exceptée, qui coule à six kilomètres de Vichy, sur la rive gauche de l'Allier, et la source de Vaisse, intermittente régulière), la station thermale de Vichy.

Je ne mentionnerai que les principales de ces sources, que je grouperai, 1° par ordre de richesse en principes minéralisateurs ; et 2° par ordre d'élévation de leur température.

Les premières sont : la source Lardy, 9 g. 165
du Parc, 8 601
des Célestins, 8 244
de l'Hôpital, 8 222
le puits Chomel, 7 959
Grande-Grille, 7 914
source Mesdames, 7 811

Voici le groupe des sources par ordre de leur température :

Puits Chomel,	44° (nombres ronds).
Grande-Grille,	43°
Hôpital,	32°
Source Lardy,	23°
Source du Parc,	22°
Source Mesdames,	17°
Source Célestins,	14°

Ces sources se divisent encore en sources chaudes et en sources froides; les premières sont le puits Chomel, la Grande-Grille et l'Hôpital.

Les sources froides (relativement) sont les sources Lardy, Mesdames, du Parc, les Célestins (anciennes et nouvelles) ; deux de ces sources sont ferrugineuses : la source Lardy et la source Mesdames ; deux sont légèrement sulfureuses, ce sont le puits Chomel et la source du Parc.

Je ne parle que pour mémoire de la source de Vaisse, qui est curieuse à visiter.

II

Maintenant que nous connaissons suffisamment les sources thermo-minérales de Vichy, il s'agit de s'occuper des maladies ou affections qui demandent l'emploi de ces eaux. Avant d'aller plus loin , je dois dire qu'en fait de médecine thermo-minérale , pas plus qu'en bien d'autres choses, il n'y a rien d'absolu ; ainsi, il n'est pas rare de voir des maladies dans lesquelles les Eaux de Vichy sont parfaitement indiquées', n'en retirer , non-seulement aucun bénéfice , mais encore s'en trouver fort mal ; tandis que d'autres , au contraire , dans lesquelles elles sont contre-indiquées s'en trouvent fort bien ; les idio-syncrasies individuelles , les tempéraments qui sont propres à chacun échappent trop souvent, ainsi qu'un grand nombre de phénomènes intimes de la vie, à l'analyse la mieux entendue. C'est donc avec une grande prudence qu'il faut commencer l'usage de la médecine hydro-ther-mo-minérale et tâter en quelque sorte la sensibilité de chacun.

Un principe qu'il ne faut pas perdre de vue est celui-ci : c'est que l'action, soit générale, soit locale , de l'Eau de Vichy , se rapporte *toujours* à une *stimulation* plus ou moins active.

L'expérience démontre que les Eaux de Vichy sont surtout utiles en général aux personnes affaiblies par de longues maladies, ou par des douleurs prolongées, peu irritables et devenues languissantes ou anémiques, et chez lesquelles il n'existe aucun foyer d'inflammation franche plus ou moins aiguë.

Voici, selon moi, les maladies ou affections auxquelles on a opposé jusqu'ici les Eaux de Vichy avec le plus de succès :

La dyspepsie, la gastralgie, surtout les crampes d'estomac, l'entéralgie, le pyrosis (fer chaud), l'engorgement du foie et de la rate, les obstructions des ganglions mésentériques, la gravelle urique, le catarrhe vésical simple, la goutte régulière, l'entérite, la diarrhée et la dyssenterie chroniques, l'état cachectique profond, fréquemment produit par les fièvres intermittentes, graves, prolongées et qui sont caractérisées par la pâleur du visage, la bouffissure, la faiblesse générale, l'œdématie des parties plus ou moins étendues du corps,

l'empâtement des viscères abdominaux , la
chlòro-anémie plus ou moins prononcée , la
tuméfaction et l'endolorissement du foie , les
coliques hépatiques et l'ictère , occasionnées
par des calculs biliaires , la gravelle rouge ,
les calculs urinaires d'acide-urique ou de
sulfate ammoniaco-magnésien , la goutte an-
cienne, rebelle, exempte de toute inflammation
aiguë, les maladies qui peuvent être attribuées
à la suppression ou à la rétrocession de la,
goutte ; elles sont spécifiques contre les engor-
gements abdominaux , qui sont surtout la
conséquence des fièvres intermittentes, graves,
rebelles ou récidivées , contractées dans les
pays chauds.

Elles sont inutiles dans les cas de calcul urinaires d'oxalate de chaux, à moins que cette
affection ne soit liée à un état catarrhal de la
vessie, dans les maladies idiopatiques de la

péau, dans les cas de rhumatisme articulaire et musculaire, dans la rétraction des membres, leur contracture , l'atrophie musculaire progressive et la paralysie.

Je les considère comme inutiles dans l'albuminurie.

III

Il ne suffit pas de signaler les maladies dans lesquelles les Eaux de Vichy sont indiquées, il faut dire aussi quelles sont celles qui les excluent formellement.

Parmi ces dernières, on doit compter toutes les maladies qui s'accompagnent de fièvre ou d'un état nerveux prononcé.

Elles sont contre-indiquées dans les maladies nerveuses et organiques du cœur, les catarrhes pulmonaires, accompagnés d'éréthisme et de phthisie, dans la constipation habituelle, à moins qu'elle ne se trouve liée à un état dyspepsique de l'estomac ; elles doivent être interdites aux personnes menacées de tubercules, de cancer, de pléthore sanguine, sujettes aux congestions et menacées d'amaurose ; dans les maladies aiguës des reins, de la vessie et de la prostate, dans les affections du cerveau et de la moelle épinière, dans le cas de présence de calculs vésicaux, dans les hydropisies actives, les scrofules, les abcès, les fistules, les caries, les nécroses, les maladies des articulations, l'asthme sec ou humide, et dans les maladies syphilitiques tant que le principe virulent n'est pas éteint.

Il est bien évident qu'il n'est pas sans exemple que des personnes atteintes d'une ou de plusieurs des affections que je viens de mentionner, n'aient pu faire usage impunément des Eaux de Vichy, et même n'en aient retiré quelques soulagements, mais nonobstant ces résultats heureux, qui doivent être fort rares, je n'en persiste pas moins à les déclarer nuisibles ; en tout cas, on n'oubliera pas que si, après avoir essayé vainement tous les moyens thérapeutiques, on voulait se hasarder à en faire usage, ce ne devrait être qu'avec une extrême prudence et une grande circonspection, de manière à être en mesure de s'arrêter dans cette voie, aussitôt que quelque incident fâcheux ou menaçant de le devenir, viendrait à se manifester.

Enfin, les Eaux de Vichy ne conviennent pas aux personnes d'un tempérament sec, et à celles qui sont très nerveuses.

2

IV

Dyspepsie.

La dyspepsie est, de toutes les affections de l'estomac, celle qui se trouve le mieux des Eaux de Vichy. Cette maladie est caractérisée par un certain degré de trouble dans les fonctions digestives, ne dépendant d'aucune altération organique appréciable de l'estomac ; ses principaux symptômes sont des digestions stomacales lentes et pénibles, plus ou moins douloureuses, accompagnées ou non de rejets, ou alimentaires ou liquides, ou gazeux.

On rencontre un grand nombre de personnes atteintes de dyspepsie, due le plus souvent à des travaux trop sédentaires ; mais elle est surtout le résultat d'excès de plus d'un genre; dans ce cas, les Eaux de Vichy sont très fréquemment suivies d'un succès complet, à la condition, bien entendu, que les malades se soumettront à un régime régulier, et qu'ils éviteront de retomber dans la sphère des causes qui ont amené leur maladie.

Quelle est la meilleure manière de faire usage du traitement thermal dans ce cas ? Le voici :

Quand les personnes atteintes de cette affection ont une certaine excitabilité nerveuse, ce qui est fréquent, il faut commencer par prendre l'eau à l'intérieur, à petite dose, pour tâter en quelque sorte la susceptibilité de l'organe gastrique.

La source qui convient le mieux, au moins au début, est celle de l'Hôpital ; on commencera par en prendre un demi-verre le matin et un demi-verre le soir, pendant les deux

premiers jours ; le troisième jour, on en prendra deux demi-verre le matin et autant le soir,
en mettant un intervalle d'une demi-heure au
moins entre l'ingestion de chaque demi-verre ;
au bout de quelques jours, si rien d'anormal
ne se passe, on pourra augmenter la dose de
manière à en prendre deux verres le matin et
autant le .soir ; cette dose suffit en général
pendant toute la durée du traitement. C'est
une grande erreur de croire qu'on peut augmenter indéfiniment en quelque sorte la quantité de boisson ; il y a des personnes qui ne
reculent pas devant dix à douze verres d'eau
minérale, par jour ; cette quantité énorme
d'eau , loin d'être salutaire , est très nuisi-
ble : elle distend outre mesure l'estomac, n'est
digérée qu'imparfaitement, présente l'inconvénient d'amener très vite le dégoût et la satiété, et
oblige à suspendre le traitement ; il en résulte

que beaucoup de personnes mettent sur le compte des eaux des accidents qui ne sont dus qu'à leur imprudence personnelle. Une erreur plus grande encore, consiste à croire que pour que les Eaux de Vichy agissent favorablement, il est nécessaire qu'elles déterminent des crises, partant de là, certains malades exagèrent la quantité d'eau prescrite, en vue d'amener ces bienheureuses crises ; qu'ils se détrompent! ces crises, quand elles surviennent, interrompent forcément le traitement, et peuvent être d'autant plus fâcheuses qu'il est impossible d'en calculer la durée et les suites. Il est donc certain que les Eaux agissent d'autant plus efficacement, que leur usage n'amène aucun phénomène de réaction organique ou vitale, soit locale, soit générale, de quelque importance. Je ne saurais trop recommander la lecture attentive de la brochure de M. Durand de Lunel, sur les incidents du traitement thermo-minéral de Vichy (*). Cette brochure est remplie de faits intéressants et de bons conseils aux personnes qui seraient tentées d'abuser de l'Eau de Vichy.

Un des effets presque constants de l'usage des eaux de Vichy, prises à l'intérieur, c'est d'amener la constipation, bien que prises à haute dose elles puissent causer la diarrhée ; un moyen aussi simple qu'inoffensif consiste, dans le premier cas, à faire dissoudre dans le premier verre d'eau minérale que l'on prend le matin à jeun, dix à quinze grammes de sulfate de magnésie, dose qu'on répétera chaque matin, jusqu'à ce qu'il se produise un effet purgatif ; dans le second cas, qui est la conséquence de l'ingestion d'une trop grande quantité d'eau, il n'y a qu'à rentrer dans des limites raisonnables, pour voir cesser l'effet produit

(*) Chez tous les libraires de Vichy.

Il y a des tempéraments qui ne peuvent pas supporter la plus petite quantité d'eau minérale pure : dans ce cas, il faut la boire coupée avec de l'eau ordinaire, par quart, par tiers, par moitié, suivant la tolérance.

Les bains peuvent être utiles dans la dyspepsie, mais ils ne conviennent pas à tous les tempéraments ; c'est une affaire d'essai.

Les personnes très irritables, sujettes aux congestions cérébrales ou pulmonaires, ou celles chez lesquelles la réaction ne se fait que d'une manière incomplète, feront bien de s'en abstenir ; en tout cas, il faut les prendre avec beaucoup de précaution, les bains doivent être minéralisés au quart, puis au tiers, et enfin à la moitié.

La température des bains mérite une grande attention : trop chauds, ils ont l'inconvénient sérieux de porter aux congestions périphériques ; trop froids, ils ont celui de produire un abaissement de température pénible pour le corps, de porter aux congestions centrales et de déterminer chez les personnes faibles un état de spasme, du système nerveux, qui peut donner lieu à des accidents sérieux. La meilleure température est celle du corps : trente à trente-deux degrés ; il faut prendre la précaution de maintenir le bain toujours à la même température ; la durée du bain peut être d'une demi-heure à une heure, selon les cas et les goûts de chacun ; les personnes sujettes aux congestions cérébrales feront bien de prendre la précaution, en entrant dans le bain, de mettre sur leur front un mouchoir mouillé d'eau froide, et de l'y conserver quelques instants.

Il arrive souvent qu'après quelques bains, certaines personnes éprouvent une grande lassi-

tude ; bien que cet état ne doive inspirer aucune inquiétude, quand cette lassitude est
portée à un certain degré, on fera bien de
suspendre le bain pendant un jour ou deux,
ou plus si cela est nécessaire.

Il est très important de se couvrir chaude-
ment en sortant du bain, des rhumes, des
angines, etc., sont souvent la suite de l'oubli
ou de la négligence de cette recommandation
élémentaire.

Il est à peine utile de dire qu'il ne faut
pas prendre de bain immédiatement après
les repas; le meilleur moment du jour, c'est
le matin avant le déjeuner.

Les douches me paraissent souvent inutiles,
et même nuisibles, dans la maladie dont je
parle ; cependant, quand on croira devoir en
faire usage d'après les conseils de son médecin, il faudra le faire avec une certaine ré-

serve ; les douches tièdes , en arrosoir , me semblent les plus favorables : une durée de dix à quinze minutes me paraît suffisante.

Les indications que je viens de donner s'appliquent d'une manière générale à tous les cas où on doit faire usage des Eaux , en boisson , en bains , ou en douches : je n'y reviendrai donc pas. à l'occasion de chaque maladie, je signalerai seulement les particularités dont ces moyens pourraient être l'objet.

Dans la maladie dont je parle en ce moment , le régime alimentaire a une grande importance : il faut en général manger peu ; dans certains cas , la viande , et surtout la viande rôtie et les potages seront seuls supportés ; d'autres fois, les légumes verts, la volaille , le poisson , les œufs , conviendront mieux ; les légumes secs , les farineux , les féculents, conviennent peu, il en est de même des sucreries ; du reste chacun fera lui même, après expérience , le choix de ce qui lui conviendra le mieux , aucune règle absolue ne pouvant être posée à cet égard.

V

Gastralgie.

La gastralgie est une névrose douloureuse de l'estomac ; ce mot se rapporte aux affections confondues vulgairement sous le nom de gastrite ; elle s'accompagne fréquemment de dyspepsie, mais, la dyspepsie peut existet sans gastralgie. Tout ce que j'ai dit au chapitre précédent s'applique à la gastralgie ; seulement, cette dernière maladie exige-t-elle encore plus de réserve dans l'application de la médication thermo-minérale : c'est à très petites doses et coupée par de l'eau ordinaire, ou des sirops, qu'elle doit être prise au moins en commençant, peu ou pas de bains, et encore moins des douches.

Une grande réserve doit être apportée dans la quantité des aliments et dans leur qualité, un léger exercice, n'allant jamais jusqu'à la fatigue, telle est la base du traitement de la gastralgie, au point de vue thermo-minérale.

Il faut toujours, dans cette maladie qui n'est souvent qu'un symptôme , s'adresser à un médecin avant de faire usage des Eaux ; il pourra en reconnaître la cause, qui, une fois saisie , deviendra peut-être une contre-indication formelle à l'emploi de l'Eau de Vichy.

Dans la pyrosis ou fer chaud , qui n'est guère qu'un symptôme du mauvais état de l'estomac et de la perversion de la première digestion, l'Eau de Vichy donne souvent le meilleur résultat, pourvu que ce symptôme ne se lie pas à une affection organique ; ici encore, les conseils médicaux seront d'une grande utilité. La source de l'Hôpital, me semble devoir être employée de préférence.

VI

Engorgement du foie.

C'est dans cette affection que les Eaux de Vichy triomphent en général, pourvu qu'on n'ait pas attendu trop longtemps; on comprendra très facilement que si le tissu organique du foie a subi une transformation trop complète, il ne soit pas possible de le voir revenir

à l'état normal, condition essentielle pour la
guérison de l'état maladif, qui est la suite de
la perturbation profonde qui règne dans ces
importantes fonctions.

Ici, les bains et surtout les douches peuvent être utiles ; mais il faut, pour ces dernières, étudier la sensibilité de la région hépa-
tique : si elles augmentent la douleur il faut
les supprimer immédiatement, pour les essayer
de nouveau, plus tard.

La source qui paraît le plus souvent indi-
quée, c'est la Grande-Grille ; quand elle ne
peut pas être supportée, on devra s'adresser
à la source de l'Hôpital, qui est plus faible,
et qui sera mieux tolérée.

VII

Calculs biliaires et Coliques hépatiques.

Dans les calculs biliaires et les coliques hépatiques qui en sont si souvent le symptôme, c'est encore à la source de la Grande-Grille qu'on s'adressera de préférence, le plus souvent ici les bains et les douches seront efficaces.

Il arrive souvent qu'au début du traitement les douleurs augmentent, ce n'est pas un motif pour le suspendre, à moins qu'elles ne soient trop vives ; dans ce dernier cas, on suspend le traitement pour y revenir dès qu'elles sont calmées.

Il ne faudrait pas croire que les Eaux de

Vichy agissent chimiquement sur les calculs biliaires, et qu'elles ont la propriété de les dissoudre ; elles agissent tout simplement, en ramenant les fonctions du foie à leur état normal, et en facilitant l'expulsion de ces calculs, par l'excitation qu'elles produisent.

VIII

Gravelle urique.

La gravelle urique est aussi une affection contre laquelle on a préconisé les Eaux de Vichy. Les observations que j'ai faites à l'occasion des calculs biliaires, s'appliquent aussi à la gravelle urique ; seulement, on a singulièrement exagéré leur importance dans le cas qui m'occupe. Pourquoi ne pas le dire ? elles n'ont jamais guéri la gravelle, elles peuvent soulager, et c'est déjà beaucoup, en facilitant l'expulsion des graviers contenus, soit dans la vessie, soit dans les reins ; ici encore, les Eaux de Vichy n'ont aucune action chimique dissolvante sur les calculs.

Il faut, dans ces cas, boire beaucoup ; et si en était trop excité par l'usage de l'Eau minérale, il faudrait la couper largement avec de l'eau ordinaire ; le but qu'on doit se proposer, c'est de laver les reins et la vessie à grande eau en quelque sorte.

Le régime diététique a une grande importance dans le traitement de la gravelle, mais il faut s'y soumettre pendant longtemps et d'une manière continue.

Il n'est pas facile de faire comprendre cette importance aux personnes atteintes de cette maladie, qui est en général l'apanage des

5

gens, aisés et âgés, qui doivent le plus souvent leur état à leur intempérance, ou tout
au moins à une trop bonne chère. Sans se
mettre à une diète trop rigoureuse , il faut
une grande sobriété dans la nourriture, manger peu de viande ; les légumes herbacés, le
laitage, les œufs, etc., voilà la base de l'ali-
mentation dans cette maladie.

La source des Célestins jouit d'une grande
vogue parmi les graveleux, mais cette réputation ne repose sur aucune base solide ; toutes
les sources de Vichy conviennent, c'est une
affaire de goût : les bains, les douches tièdes
sur les reins peuvent être utiles.

IX

Gravelle phosphatique, Catarrhe de la vessie.

La gravelle phosphatique, se liant le plus souvent à l'état catarrhal de la vessie, je vais réunir dans le même chapitre ce que j'ai à dire de ces deux affections.

Si le catarrhe de la vessie se trouve bien quelquefois de l'usage des Eaux de Vichy, c'est quand il est simple, essentiel, et qu'il ne se lie pas à un état maladif trop ancien, ou chez des personnes trop avancées en âge; mais quand il tient, comme cela arrive le plus souvent, à des affections organiques de la vessie ou des reins, à des calculs, à des en-

gorgements de la prostate , à des rétrécisse-
ments de l'urètre, il ne faut pas compter sur
un grand succès ; dans tout les cas, il faut
boire de l'Eau de Vichy coupée d'abord avec
de l'eau ordinaire , et s'en abstenir si on
s'apercevait que le mal s'aggravât.

X

Goutte.

Voilà encore une maladie fréquente et qui
amène un grand nombre de malades à Vichy.

Les avis sont partagés relativement à l'emploi des Eaux de Vichy dans la goutte.

Pour moi, je les considère comme pouvant
être employées avec succès dans certaines
conditions, et dans certaines limites, mais je

ne crois pas que les Eaux de Vichy aien
jamais guéri aucun goutteux.

Seulement, on peut dire que dans un grand
nombre de cas leur emploi a pour effet d'apporter une atténuation aux manifestation
goutteuses.

Un principe fondamental est de ne pa
faire usage des Eaux pendant l'état aigu
elles seront d'autant plus favorables qu'on le
prendra le plus loin possible des accès pas-
sés et des accès à venir.

C'est surtout dans leur application au traitement de la goutte, qu'il faut agir avec un
grande prudence ; l'Eau doit être bue ave
une grande modération, deux à quatre verre
suffisent. Je bannis complétement les bains
et surtout les douches, du traitement de l
goutte.

Ici encore, la source des Célestins a un

réputation usurpée dans le traitement de la goutte ; la source de l'Hôpital et celle de la Grande-Grille valent tout autant et souvent beaucoup mieux.

Comme je l'ai dit pour la gravelle, le régime est important dans le traitement de la goutte.

La goutte reconnaît pour cause, en général, la trop bonne chère, l'oisiveté et les trop nombreux sacrifices sur l'autel de l'épouse de Vulcain.

Pour un paysan qui a la goutte on trouve dix citadins, la conclusion n'est pas difficile à tirer.

Je n'ai rien à ajouter en ce qui concerne le rhumatisme goutteux, qui n'est qu'une des nombreuses formes que revêt et par lesquelles se manifeste le vice goutteux.

Tout ce que j'ai dit de la goutte s'applique au rhumatisme goutteux.

XI

Entérite, Dyssenterie, Diarrhée chroniques.

Les Eaux de Vichy ne réussissent guère dans ces maladies, à moins qu'elles n'aient été contractées dans les pays chauds, et qu'elles ne se lient à un engorgement chronique des viscères abdominaux.

Quand on se décide à en faire usage, il faut le faire avec beaucoup de circonspection ; dans ce cas, il faut couper l'Eau minérale avec des boissons mucilagineuses (infusion de graine de lin, de mauve, de guimauve, etc.) : les bains faiblement minéralisés d'abord peuvent être utiles, mais ils ne doivent pas être de longue durée.

Si l'emploi des Eaux exaspère les symptômes, il faut y renoncer immédiatement.

XII

Fièvres intermittentes, Chloro-Anémie.

La pratique civile, à Vichy, fournit peu de cas de ce genre à l'observation des médecins ; mais il n'en est pas de même à l'hôpital thermal militaire. Tout le monde sait que cet établissement reçoit annuellement de sept à huit cents malades, officiers, sous-officiers et soldats, venant d'Afrique, de Chine, de Cochinchine, de Rome, du Mexi-

que, et un certain nombre de marins, qui
ont contracté leurs affections dans les contrées
intertropicales ; j'ai donc pu étudier le résultat
de la médication thermo-minérale dans ce cas.
Ce que je vais dire s'applique surtout au
personnel militaire de la station thermale, ce
qui n'empêche pas que les personnes qui se
sont trouvées (les colons d'Afrique par exemple), dans les conditions analogues ou iden-
tiques, peuvent le prendre pour elles et en
faire leur profit.

En général, il ne faut faire usage des Eaux
de Vichy que quand les fièvres intermittentes sont passées à l'état chronique, c'est-à-
dire quand les accès ne reviennent qu'à des
intervalles irréguliers, tous les mois et plus,
et que l'emploi du sulfate de quinine n'amène
aucun résultat, Il serait bon, je crois, chaque
fois que la chose serait possible, que l'état

général pût être modifié préalablement par un séjour plus ou moins long dans une région tempérée.

Le plus souvent, la fièvre intermittente chronique se trouve liée, soit comme cause, soit comme effet, à un état général d'anémie ou d'hydrohémie profond et à un engorgement des viscères abdominaux, à la dyspepsie et à la gastralgie, etc. Eh bien ! il est vraiment surprenant de voir combien est salutaire l'emploi du traitement thermal, dans des cas en apparence très graves et souvent presque désespérés.

Sans doute, le changement de climat et de milieu entre pour quelque chose dans ces rétablissements presque miraculeux, mais il serait souverainement injuste de ne pas en attribuer la plus grande part aux Eaux de Vichy. Si le traitement des états dont je viens de parler est suivi si souvent de succès, il s'en faut qu'il soit facile à manier ; malheureusement les malades n'apportent pas un soin assez scrupuleux à suivre les conseils qu'on leur donne, et perdent ainsi le fruit de leur traitement, quand ils ne perdent pas plus.

L'administration des Eaux doit se faire avec une grande circonspection, au moins au début ; le moindre écart de régime, une trop grande quantité d'eau ingérée, ramènent les accès de fièvre, la diarrhée ou la dyssenterie, et peuvent se terminer d'une manière fatale.

Il faut donc commencer par de petites quantités d'eau, et les plus faibles sont les meilleures (source de l'Hôpital) ; quand on s'est assuré que l'économie les supporte bien, on peut passer à des sources plus actives (Grande-Grille), et enfin la source Lardy, par sa composition ferrugineuse, complétera le traitement.

Les bains ne me semblent pas indiqués au début : mais si la santé prend la voie du rétablissement, alors ils peuvent être utiles en en usant modérément et avec les précautions déjà indiquées.

Un incident toujours fâcheux, mais presque inévitable, c'est le retour des accès de fièvre et de la diarrhée ; dans ce cas, il faut suspendre immédiatement tout traitement thermal, mettre les malades à un régime convenable et leur donner du sulfate de quinine pendant plusieurs jours de suite quand bien même les accès seraient enrayés dès le premier jour.

Quand tout est rentré dans l'ordre, on recommence avec précaution le traitement thermal.

Le régime alimentaire mérite une attention soutenue, il n'est pas rare de voir des malades de cette catégorie éprouver un appétit immodéré ; s'ils ne prennent pas garde, ils peuvent avoir des indigestions très graves et souvent mortelles.

Les aliments légers, le laitage, la viande rôtie, les œufs frais, le bon vin, surtout le bon vin de Bordeaux, pris à petites doses mais répétées, constituent la base du traitement de ces affections.

Une chose qu'il ne faudra pas négliger quand on le pourra, c'est d'attendre quelque temps après l'usage des Eaux thermo-minérales, dans une région tempérée, avant de retourner dans les pays chauds ; dans ces cas, les congés de convalescence sont surtout indispensables.

XIII

Diabète sucrée.

Le diabète est une maladie tout à fait inconnue, quant à la cause qui fait que les malades atteints de cette affection rendent du sucre en quantité, quelquefois très considérable, par les urines. Les Eaux de Vichy ne guérissent pas radicalement en général le diabète, mais on peut dire qu'elles constituent le traitement le plus palliatif que l'on connaisse.

Ici il faut boire autant d'eau minérale qu'on peut en supporter (de huit à douze verres par jour); les bains, et surtout les douches sur tout le corps, la tête exceptée, sont bien indiqués et en général bien supportés.

Le régime alimentaire est ici capital : il ne faut manger que de la viande et surtout de la viande rôtie ou grillée ; il faut s'abstenir, d'une manière absolue, de légumes féculents et de tous les aliments sucrés.

Le vin de Bordeaux sera indiqué, l'usage de la bière sévèrement prohibé, enfin on fera usage de pain de gluten.

Il faut ne pas perdre de vue que les Eaux de Vichy ne constituent qu'un traitement en général palliatif ; aussi fera-t-on bien de continuer l'usage des eaux transportées et de revenir aux sources tous les ans.

Les diabétiques doivent se tenir constamment bien couverts, porter de la flanelle sur la peau, et ne pas s'exposer au froid et à l'humidité.

Les sources qui semblent mériter la préférence dans cette maladie, sont les sources ferrugineuses de Mesdames et de Lardy.

XIV

Albuminurie.

Quand la présence de l'albumine dans les urines est liée à l'existence de la néphrite granulée (maladie de Brigth), les Eaux de Vichy sont impuissantes ; dans le cas contraire qui est assez rare, elles peuvent être utiles ; quand l'hydropisie générale (anazarque) se manifeste, il faut en prendre son parti : elles sont formellement contre-indiquées, et leur usage ne servirait qu'à aggraver la maladie et à en hâter l'issue funeste.

XV

Maladies de l'utérus.

Je n'ai que peu de choses à dire sur l'emploi des Eaux de Vichy dans les maladies de la matrice ; c'est une question très complexe et qu'il faut laisser aux médecins spécialistes ; cependant, je puis dire sans crainte que, en général, les Eaux de Vichy ne conviennent pas aux affections de cette nature, à moins qu'elles ne s'adressent plutôt à l'état chloro-anémique et dyspepsique qui les accompagne si souvent.

Les eaux ferrugineuses de la source Mesdames et de la source Lardy sont celles qui conviendraient le mieux.

4

Les bains les moins minéralisés, composés surtout avec l'eau de la source de l'Hôpital, peuvent être utiles ; ils doivent être tempérés. Les douches utérines ne me semblent pas devoir être utiles, je craindrais plutôt qu'elles ne fussent souvent très nuisibles.

XVI

Régime alimentaire. — Hygiène.

Je serai bref sur cette question du régime alimentaire qui convient aux personnes qui viennent faire usage des Eaux de Vichy ; il en a déjà été question plusieurs fois : M. Durand-Fardel, le formule ainsi :

« Le traitement thermal ne doit pas apporter de changement essentiel au régime qui se trouvait précédemment indiqué dans l'affection qui amène le malade à Vichy. »

'Il doit être simple, et habituellement subtantiel ; il vaut mieux rester sur son appétit, comme on le dit, que de sortir de table après avoir trop mangé.

Un exercice léger est toujours salutaire ; il faut s'abstenir de liqueurs alcooliques ; quelques personnes se trouvent mal de l'usage du café ; il faut autant que possible éloigner de soi toute cause d'inquiétude , renoncer momentanément aux travaux intellectuels, chercher des distractions dans la promenade, la musique , les causeries de salons, les .relations agréables, éviter le froid, l'humidité et la fraîcheur des soirées.

Je ne saurais trop engager les personnes qui viennent à Vichy, plutôt pour trouver le plaisir que pour y chercher guérison à des maux souvent imaginaires, de ne pas croire à l'innocuité absolue de ces Eaux, et à ne pas en abuser; il ne faut pas oublier que si elles ne sont pas toujours salutaires, elles peuvent, par l'abus qu'on est tenté d'en faire, être fort nuisibles : aussi les personnes qui n'en ont pas besoin , feront-elles bien de s'en abstenir.

XVII

Saison thermale.

L'établissement thermal civil est ouvert toute l'année, l'établissement militaire ne l'est que du 1ᵉʳ mai au 30 septembre; l'inclémence de l'atmosphère s'opposera toujours, je crois, à ce que Vichy devienne une station thermal d'hiver.

Il faut, quand on le peut, venir à Vichy pendant la saison tempérée : le mois de mai est généralement pluvieux, les mois de juillet et d'août généralement très chauds ; ce sont donc les mois de juin et de septembre qui me paraissent les plus favorables à la médication thermale ; après cela, chacun est obligé de se soumettre à ses exigences personnelles et de venir à Vichy quand il peut, si non quand il veut.

Y a-t-il une limite à la saison thermale ? ou en d'autres termes, faut-il assigner une durée fixe au traitement thermal ?

Cette durée, chacun la limite en général à sa guise ; il faut bien se persuader qu'à cet égard il n'y a rien d'absolu, et que telle maladie ou tel tempérament ne pour-

ront pas se bien trouver du traitement thermal pendant plus de quinze jours, tandis
que dans d'autres circonstances il faudra
deux mois ; ceci est donc encore une appré-
ciation toute médicale.

Un phénomène qui se produit souvent
quand on a pris de l'Eau de Vichy pendant
un certain temps, vingt à trente jours, par
exemple, consiste dans une sorte de satiété
et de dégoût très prononcés qu'on éprouve
quand on veut boire de l'eau minérale. Ce
sentiment de répugnance est un avertisse-
ment salutaire d'avoir à suspendre le traitement ; alors il faut s'en aller ou tout au
moins se reposer, et attendre quelques jours
pour recommencer.

La moyenne du traitement me semble
devoir osciller entre vingt et trente jours.

XVIII

Eau de Vichy transportée.

L'Eau de Vichy transportée ne remplace pas un traitement thermal fait aux sources naturelles.

Un traitement thermal, c'est une médica-tion ; une eau minérale transportée, ce n'est plus qu'un médicament, a dit très judicieuse-ment M. Durand-Fardel. Mais dans les cas qui semblent nécessiter la médication miné-rale de Vichy, on pourra, comme pierre de touche, commencer par faire usage d'eaux transportées provenant surtout des sources froides ; si on éprouve une certaine amélio-ration, on aura alors les chances les plus

grandes pour qu'un traitement fait aux sources naturelles soit suivi de succès.

Quant aux Eaux de Vichy factices, elles
n'ont pas une grande valeur. Peut-on mélan-
ger l'Eau de Vichy avec le vin et la boire
ainsi aux repas? Sans doute, on le peut, mais
je vois guère l'avantage qu'on peut en retirer, cette pratique a, à coup sûr, un inconvénient, c'est celui de gâter le vin et de le
rendre désagréable à boire.

XIX

Sels naturels de Vichy. — Pastilles.

La Compagnie fermière des Eaux de Vichy,
mettant en pratique sur une grande échelle
les idées émises par MM. Berthier, Puvis et

Darcet, obtiennent dans leurs magnifiques laboratoires, par l'évaporation artificielle des Eaux de Vichy, des sels dits *sels naturels de Vichy*, qui servent à préparer des bains alcalins à distance, des pastilles, dites *pastilles digestives de Vichy* et à faire, par leur mélange avec de l'eau ordinaire, de l'eau de Vichy artificielle. Ces préparations sont probablement bonnes, mais aucune expérience sérieuse n'est venue démontrer que ces produits aient une valeur thérapeutique notablement supérieure au bicarbonate de soude du commerce, pur et bien préparé ; en tout cas, ces sels pris en bains, en boissons, ou en pastilles, ne peuvent, pas plus que le bicarbonate de soude, remplacer l'Eau de Vichy naturelle, soit transportée, soit surtout prise à sa source.

Il serait injuste de passer sous silence les Eaux minérales de Cusset, qui sont presque

aussi riches en principes minéralisateurs que
celles de Vichy, et qui ont la même composition ; ces sources sont au nombre de deux,
la source Sainte-Marie et la source Sainte-
Elisabeth, qui alimentent un établissement
thermal très convenablement installé, et qui
offre aux personnes qui aiment le calme et
la solitude, des avantages précieux ; leurs
applications thérapeutiques sont les mêmes
que celles de l'Eau de Vichy ; elles doivent
être rangées dans la catégorie des sources
bicarbonatées sodiques ferrugineuses ; elles
sont froides (16°8.)

Je mentionnerai aussi les sources froides
de Saint-Yorre : la composition est la même
que celle des autres eaux du bassin de Vichy ;
elles servent surtout à l'exportation ; elles
sont indiquées dans les mêmes maladies.

APPENDICE.

LÉGISLATION DES EAUX MINÉRALES.

EXTRAIT DU DÉCRET DU 22 JANVIER 1860.

ARTICLE PREMIER.

Un médecin-inspecteur est attaché à toute localité comprenant un ou plusieurs établissements d'eaux minérales naturelles, dont l'exploitation est reconnue comme devant donner lieu à une surveillance spéciale.

ART. 9.

Pendant la saison des eaux, le médecin-inspecteur exerce la surveillance sur toutes les parties de l'établissement affectées à l'administration des eaux et au traitement des malades, ainsi que pour l'exécution des dispositions qui s'y rapportent.

Les dispositions du paragraphe précédent ne peuvent être entendues de manière à restreindre la liberté qu'ont les malades de suivre les prescriptions de leurs propres médecins, ou d'être accompagnés par eux s'ils le demandent, sans préjudice du libre usage des eaux réservé par l'art. 15.

ART. 10.

Les inspecteurs ne peuvent rien exiger des malades dont ils ne dirigent pas le traitement et auxquels ils ne donnent pas de soins particuliers.

ART. 11.

Ils soignent gratuitement les indigents admis à faire usage des eaux minérales, à moins que ces malades ne soient placés dans les maisons hospitalières, où il serait pourvu à leur traitement par les autorités locales.

Art. 15.

L'usage des eaux n'est subordonnée à aucune permission, ni à aucune ordonnance de médecin.

Art. 17.

Quand il y a lieu d'en établir, les règlements arrêtés par le préfet restent affichés dans l'établissement, et sont obligatoires pour les personnes qui le fréquentent aussi bien que pour les propriétaires, régisseurs ou fermiers, et pour les employés de service.

Art. 18.

Un mois avant l'ouverture de chaque saison, les propriétaires, régisseurs ou fermiers des établissements d'eau minérale envoient aux préfets le tarif détaillé du prix correspondant aux modes divers suivant lesquels les eaux sont administrées, et des accessoires qui en dépendent ; il n'y peut être apporté aucun changement pendant la saison, sous aucun prétexte ; il n'est exigé ni perçu aucun prix supérieur au tarif pour l'emploi des eaux.

Art. 19.

Le tarif prévu par l'article précédent est constamment affiché à la porte principale et dans l'intérieur de l'établissement.

~~~~~~

DISPOSITIONS

RELATIVES A L'ADMISSION ET AU TRAITEMENT DES MILITAIRES DANS LES ÉTABLISSEMENTS D'EAUX MINÉRALES.

Extrait de l'Instruction du 6 mars 1857. — (*Journal militaire*, 1er semestre, n° 6215).

ARTICLE PREMIER.

L'envoi des militaires près des sources minérales naturelles est surbordonné aux conditions suivantes:

1° Que l'affection ou l'infirmité dont le militaire est atteint soit de la nature de celles que les eaux minérales naturelles, près desquelles il s'agit de l'envoyer, peuvent soulager ou guérir ;

2º Que les moyens ordinaires de traitement aient été employés contre ces affections, sans succès ;

3º Que les eaux minérales artificielles ou transportées aient été mises en usage avec des résultats susceptibles de faire prévoir que les eaux naturelles seront plus favorables et plus efficaces.

ART. 15.

Tous les militaires, qu'ils soient en activité de service, en non activité, en réforme ou en retraite, peuvent être admis dans les établissements thermaux militaires quand la nécessité en est démontrée dans les formes réglementaires.

ART. 16.

Les officiers supérieurs ne sont hospitalisés qu'en vertu d'autorisation nominative du Ministre de la guerre.

ART. 17.

Le prix de remboursement de la journée d'hôpital dans les hôpitaux thermaux gérés par économat est fixé :

Armée de terre.	Capitaine.............	2 fr.	»
	Lieutenant...........	1	50
	Sous-Lieutenants......	1	25
	Troupe, toute la so'de..	»	»
Marine impériale.	Officiers ou considérés comme tel.........	3 fr.	60
	Marins...............	2	35
Militaires retraités ou réformés.	Officiers de tous grades.	2 fr.	50
	S.-Officiers et Soldats..	1	50
Employés des administrations civiles.	Traités comme officiers.	2 fr.	50
	— — soldats..	1	50

En aucun cas, la journée de remboursement ne peut pas dépasser le taux de la journée de traitement ou de la pension.

ART. 18.

Faute de places, les capitaines, les lieutenants et les sous-lieutenants peuvent être autorisés à prendre sur leur propre demande les eaux à leurs frais.

ART. 23.

Dans aucun cas un militaire ne peut être envoyé plus de deux ans de suite aux hôpitaux thermaux.

ART. 26.

Les officiers supérieurs et les assimilés, qui ont besoin de prendre les eaux, font une demande accompagnée de certificats imdividuels, qui est transmise au Ministre (bureau de l'arme), qui donne des congés avec solde entière ; il en est de même pour les officiers des grades inférieurs qui demandent à faire usage des eaux à leurs frais.

ART. 28.

Les officiers qui, aux termes des règlements, ne peuvent pas s'absenter sans une autorisation du Ministre, doivent être l'objet d'une demande nominative transmise par la voie hiérarchique au Ministère (bureau de l'arme).

ART. 31.

En délivrant aux militaires malades des feuilles
de route, les Fonctionnaires de l'intendance leur
remettront à chacun leur certificat individuel, sans
lequel il est interdit de les admettre à l'hôpital
thermal.

ART. 43.

Il est formellement interdit d'admettre, sous quelque prétexte que ce soit, à faire usage des eaux les
officiers de tout grade, autres que ceux qui se pré-
sentent avec une autorisation spéciale délivrée par
le Ministre.

ART. 44.

Toutefois, si ces deux catégories de malades
n'absorbent pas tous les bains et douches disponi-
bles, il pourra être disposé de l'excédant en faveur
des militaires en activité de service, porteurs d'un
congé pour prendre les eaux.

Nota. Les saisons thermales militaires à Vichy sont au nombre de quatre :

1re Saison. Du 1er mai au 7 juin.

2e Saison. Du 8 juin au 15 juillet.

3e Saison. Du 16 juillet au 22 août.

4e Saison. Du 23 août au 30 septembre.

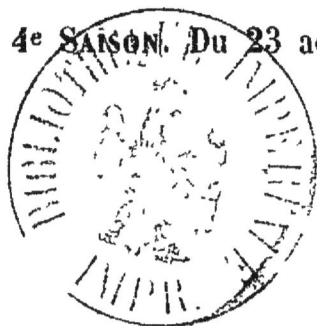

www.ingramcontent.com/pod-product-compliance
Lightning Source LLC
Chambersburg PA
CBHW071304200326
41521CB00009B/1900